Antonio Jesús López Lorente
Ana Juana Pérez Belloso

ONDAS DE CHOQUE PARA EL TRATAMIENTO DE LA FASCITIS PLANTAR

Antonio Jesús López Lorente
Ana Juana Pérez Belloso

ONDAS DE CHOQUE PARA EL TRATAMIENTO DE LA FASCITIS PLANTAR

Revisión Bibliográfica

Editorial Académica Española

Imprint
Any brand names and product names mentioned in this book are subject to trademark, brand or patent protection and are trademarks or registered trademarks of their respective holders. The use of brand names, product names, common names, trade names, product descriptions etc. even without a particular marking in this work is in no way to be construed to mean that such names may be regarded as unrestricted in respect of trademark and brand protection legislation and could thus be used by anyone.

Cover image: www.ingimage.com

Publisher:
Editorial Académica Española
is a trademark of
International Book Market Service Ltd., member of OmniScriptum Publishing Group
17 Meldrum Street, Beau Bassin 71504, Mauritius
Printed at: see last page
ISBN: 978-620-0-03981-1

Copyright © Antonio Jesús López Lorente, Ana Juana Pérez Belloso
Copyright © 2020 International Book Market Service Ltd., member of OmniScriptum Publishing Group

ONDAS DE CHOQUE PARA EL TRATAMIENTO DE LA FASCITIS PLANTAR

Autor: Antonio Jesús López Lorente

Profª. Dra. Ana Juana Pérez Belloso

AGRADECIMIENTOS

A mi familia por hacer grandes esfuerzos e importarle mi futuro.

A mis amigos de siempre por soportar mis quejas y apoyarme en todo momento; a mis compañeros de facultad por enseñarme lo mejor de cada uno de ellos.

A mis profesores y futuros compañeros de profesión.

A mi pareja, por aplaudir cada logro conseguido y aportarme esa positividad que me falta.

A todos ellos, Muchas gracias.

ÍNDICE

ÍNDICE DE IMÁGENES

ÍNDICE DE GRÁFICOS

ABREVIATURAS

- ESWT: Extracorporeal shock-wavestherapy
- OCE: Ondas de choque extracorpóreas
- PCNA: Proliferatingcell nuclear antigen
- VEGF: Vascular endotelial growt factor
- OD: Osteocondritisdisecante
- NAV: Necrosis avascular
- NO: Óxido nitroso
- US: Ultrasonido
- AVC: Accidente vascular cerebral
- ECA: Estudio controlado aleatorizado
- mJ: milijulio
- mm^2: milímetro cuadrado
- m/sg: metros por segundo

RESUMEN

INTRODUCCIÓN: Las ondas de choque son impulsos acústicos que se caracterizan por un aumento brusco de la presión (positiva) seguido de una rápida fase de depresión (negativa)obtenido por distintos tipos de generadores eléctricos (piezo-eléctrico, electro-magnético) y neumáticos(para ondas de choque radiales).

OBJETIVO PRINCIPAL: Determinar la efectividad y la seguridad de las ondas de choque en Fascitis plantar.

MATERIAL Y MÉTODOS: Se ha llevado a cabo una búsqueda pormenorizada en las siguientes bases de datos: Decs,Pubmed, Catálogo Fama, Dialnet, Medline con una revisión de 52 artículos.

DESARROLLO DEL TRABAJO: Tormentas y terremotos son fenómenos naturales que generan ondas de choque. Otros producidos por el hombre, tal como el traspaso del sonido producido por los aviones supersónicos también son generadores de ondas de choque. El elemento común en ambos casos es la generación de una onda de presión:

- Gran pico de presión positiva
- Aumento brusco
- Corta duración
- Ondas residuales con componentes de presión negativa

La Fascitis plantar es un proceso degenerativo e inflamatorio de la fascia de la planta del pie resultante de microtraumatismos de repetición, cuya sintomatología consiste en dolor de talón y a lo largo del arco plantar en bipedestación que se agudiza con el inicio de la marcha tras un periodo de reposo.

Esta patología se relaciona con la retracción de la musculatura posterior de la pierna. La retracción del tríceps sural provoca compensaciones patológicas en el pie, por ésta causa la fascia es sometida a mayor tensión, lo que favorece la aparición de la fascitis plantar.

CONCLUSIONES: Queda demostrada la efectividad y seguridad de las OCE, siempre y cuando, otros tratamientos conservadores anteriores hayan fracasado. Han de establecerse unas dosis mínimas para obtener unos resultados satisfactorios y así mejorar la sintomatología.

Palabras claves: Terapia con ondas de choque, Fascitis plantar, alta energía, dolor en el talón, dolor musculo-esquelético.

Keywords: Extracorporeal shock wave therapy,plantar fasciitis, high energy, hell pain, musculesqueletal pain.

ABSTRACT

INTRODUCTION:Shock waves are acoustic pulses which are characterized by a sudden increase in pressure (positive) followed by a rapid phase of depression (negative) obtained by various types of electrical generators (piezo-electric, electro-magnetic) and tires (for radial shock waves).

MAIN OBJETIVE: Determining the effectiveness and safety of shock waves in plantar fasciitis.

MATERIAL AND METHODS: It has carried out a thorough search in the following databases: Decs, Pubmed, Catalog Fame, Dialnet, Medline with a review of 52 articles.

WORK DEVELOPMENT: Storms and earthquakes are natural phenomena that generate shock waves. Other man-made, such as the transfer of sound produced by supersonic aircraft are also generating shock waves. The common element in both cases is the generation of a pressure wave:

- Great positive pressure peak
- Surge
- Short duration
- Residual waves with negative pressure components.

Plantar fasciitis is a degenerative and inflammatory process of the fascia of the foot resulting from microtrauma repetition, whose symptoms consist in pain heel and along the arch in standing position which is compounded by the start of the march following a rest period.

This condition is related to retraction of the rear leg muscles. Retraction of the sural triceps causes pathological compensation in the foot, for this cause the fascia is subjected to greater stress, which favors the appearance of plantar fasciitis.

CONCLUSION: It is demonstrated the effectiveness and safety of the OCE provided that previous conservative treatments have failed. Minimum dose must be established to obtain satisfactory results and thus improve symptoms.

Palabras claves: Terapia con ondas de choque, fascitis plantar, alta energía, dolor en el talón, dolor musculo-esquelético.

Keyword: Extracorporeal shock wave therapy,plantar fasciitis, high energy, hell pain, musculesqueletal pain.

1. INTRODUCCIÓN

1. a. Justificación de la elección del tema

He seleccionado las Ondas de Choque como tratamiento en Fascitis plantar como Trabajo Fin de Grado porque se trata de una patología con un alto índicede impacto en la población y con un rango etario muy variado. Además, me interesaba ampliar mis conocimientos sobre la aplicación de dicha terapia en una de las afecciones más comunes del pie.

Se trata de una situación clínica muy común cuya sintomatología puede variar en cada individuo pero que tiene como base un común denominador, siendo éste la inflamación de la inserción de un tejido fibroso(Fascia plantar o aponeurosis plantar superficial) en la tuberosidad plantar del calcáneo. Dicha inflamación es debida a la fuerza de tracción que sufre la fascia en su eje longitudinal y a la fuerza de cizallamiento en el plano frontal.

Ante la posibilidad de conocer una terapia relativamente novedosa como son las ondas de choque, sumado a la patología más común por defecto en Podología, surge en mí la inquietud de ampliar mis conocimientos sobre la efectividad y seguridad a corto y largo plazo en dicha talalgia.

1. b. Planteamiento del problema sometido a estudio

El tratamiento con ondas de choque ha sidoutilizado para desintegrar cálculos renales y biliares. En1980, se realizó con éxito la primera fragmentación de cálculos uretrales y, desde entonces la aplicación clínica deesta forma de energía se ha extendido a muchos otros campos de la medicina moderna (Rodríguez-Mansilla, 2014).

La terapia con ondas de choque comenzó con una observación accidental de patrón de respuesta osteoblástica durante los estudios con animales que generó un interés en la aplicación de dichas ondas en trastornos musculo-esquelético. En los últimos 10 años, dicha terapia se ha convertido en el principal tratamiento de elección de muchos trastornos ortopédicos, incluyendo la Fascitis plantar (Wang, 2012).

A pesar de su éxito en la aplicación clínica para el tratamiento de los tejidos blandos y trastornos ortopédicos, los mecanismos biológicos de ESWT no son completamente dilucidados, aunque hay una creciente confianza en una probable aceleración del proceso de cicatrización por un aumentode la angiogénesis (Visco et al, 2014).

Los métodos de tratamiento para la Fascitis plantar son diversos, incluyendo medicamentos, terapias físicas (como ejercicios de estiramiento), ortesis plantares, férula nocturnas, infiltracióncon corticoides, tratamientos quirúrgicos e incluso la liberación de la fascia plantar. Sin embargo, los resultados de los tratamientos no son concluyentes.

En la actualidad, muchos investigadores han demostrado los efectos de la terapia con ondas de choque (ESWT) en Fascitis plantar crónica, que han sido previamente resistentes al tratamiento conservador (Su-Jin Lee et al, 2013).

Eneste sentido, el objetivo del presente Trabajo Fin de Grado es conocer, pormedio de los estudios más recientes y con Evidencia científica como base sustentadora, la efectividad y seguridad clínicade las OCE como tratamiento en la Fascitis plantar.

2. MARCO TEÓRICO

2.1. Ondas de Choque extracorpóreas

Según la sociedad internacional de Ondas de Choque extracorpóreas (OCE),la investigación de esta modalidad de terapia comienza con la observación de los efectos que producían en los náufragos las cargas de profundidad durante la Segunda Guerra Mundial. La onda expansiva generada producía lesiones en el tejido pulmonar sin signos externos de violencia(Martínez Lozano,2013).

Entre 1968 y 1971, estudios financiados por el Ministerio de Defensa alemán demostraron que las Ondas de Choque creaban efectos secundarios en los músculos, la grasa y tejido conectivo, mientras que el tejido óseo se mantenía intacto y los estudios histológicos demostraban estimulación de la actividad ontogénica en el hueso fracturado. Los mejores medios de transición para las Ondas de Choque eran el agua y el gel, de impedancia semejante a la acústica (Martínez Lozano, 2013).

En 1971,Haeusler y Kiefer mostraron la primera disgregación in-vitro de cálculos renales con ondas de choque y sin contacto directo con las piedras. Posteriores experimentos de desintegración libre de contacto, in vitro, siguieron hasta 1974. En ese año el Departamento de Investigación y Ciencia de Alemania financió un programa de investigación denominado "Aplicación de la ESWL", participando en dicho programa Eisenberger, Chaussy, Brendel, Forssmann y Hepp (Aparici, 2009).

Posteriormente, en 1980, el primer paciente con cálculos renales fue tratado en Munich con el prototipo de máquina ESWL llamado Dornier Lithotripter HM1. En 1983, la primera máquina comercial HM3 Dornier fue instalada en Stuttgart (Alemania) para un uso continuado en el tratamiento de esta patología.

Los usos más frecuentes en traumatología con resultados positivos y científicamente probados de las ondas de choque son las terapias de no unión y retrasos en la consolidación ósea, tendinitis calcárea, epicondilitis y epitrocleitis, Fascitis plantares con o sin espolones (Aparici,2009).

2.2. Características físicas y generación de las ondas de choque

Las Ondas de Choque son ondas de presiónigual que el sonido o los Ultrasonidos (Aranzabal, 2014).

Se caracterizan por tener amplitudes de alta presión: un abrupto incremento depresión en comparación con la presión del ambiente.

Además de grandes amplitudes, los efectos de aumento debidos a su propagaciónno lineal en diferentes medios como agua o tejido humano deben de ser tenidos encuenta.Su propagación además depende de la impedancia acústica del medio, y está sometida a fenómenos de refracción y reflexión en las interfases de medio, ytambién a efectos de focalización en las áreas de convergencia (Aranzabal, 2014).

El tratamiento con ondas de choque extracorpóreas (ESWT) ya tiene una gran reputación y aceptación en la mayoría de los países del mundo. Esta técnica, no invasiva que le valió el nombre de "bisturí acústico" ha dado buenos resultados durante décadas en la fragmentación de los cálculos renales, se está usando desde hace unos años también en la ortopedia, cirugía, reumatología, rehabilitación y veterinaria (Aparici,2009).

Las ventajas para los pacientes, en comparación con otros métodos de tratamiento, son que la terapia de Ondas de Choque:

- Ofrece una solución para patologías en fase crónica.
- Permite evitar la cirugía
- Es casi indolora
- No es necesario el uso de medicamentos (según sistemas)
- No presenta ningún riesgo importante (baja-media densidad)
- Los tratamientos son rápidos y manejables
- Casi no deja efectos secundarios
- Produce una rápida reducción del dolor
- Son necesarios un número muy bajo de sesiones (Aparici,2009)

Juan-García et al nos define las Ondas de Choques Extracorpóreas (OCE) como ondas acústicas que generan una onda expansiva o pulso acústico con una subida rápida inicial de presión, y un descenso posterior que genera una parte negativa de la onda. A este tipo de OCE se les llama focales (Martínez Lozano, 2013).

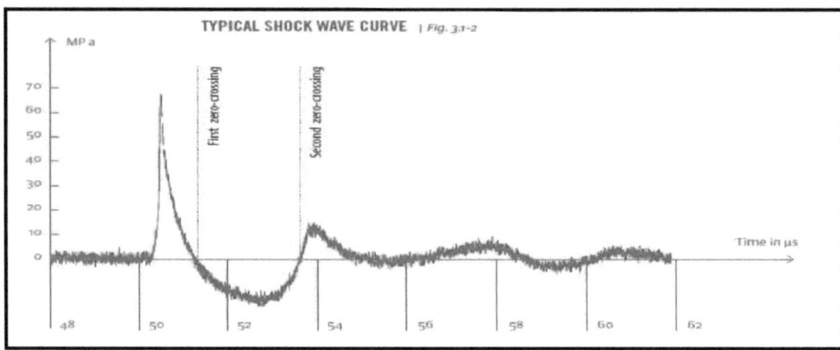

Imagen 1:*Curva típica de OCE. Fuente:(Helfmeyer et al, 2010)*

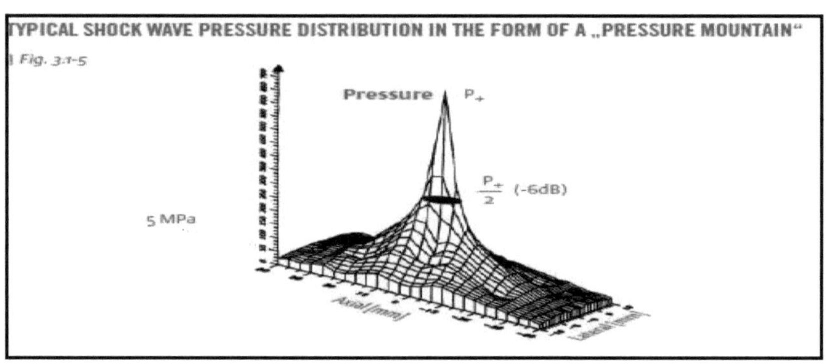

Imagen 2:*Distribución de la presión de la onda en forma de montaña. Fuente:(Helfmeyer et al, 2010)*

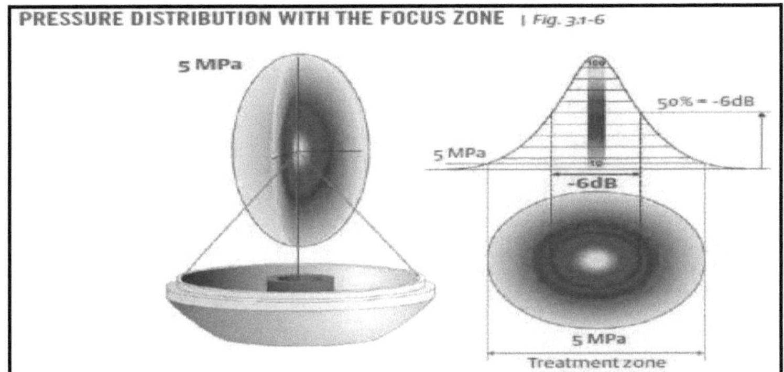

Para que las ondas expansivas sean eficaces en la clínica, la energía máxima debe enfocarse o focalizarse en la zona del tratamiento (Martínez Lozano, 2013).

Imagen 3:*Distribución de la presión con la zona de enfoque. Fuente:(Helfmeyer et al, 2010).*

Las OCE focales se pueden generar mediante la aplicación de los principios electrohidráulicos, electromagnético y piezoeléctrico.

La generación electrohidráulica utiliza un condensador al que se le aplica un alto voltaje dentro de un reflector lleno de agua. El agua se vaporiza y produce una burbuja de vapor de agua, que produce un pulso acústico positivo, y uno negativo secundario a la implosión de la misma burbuja(Martínez Lozano, 2013).

La generación electromagnética se realiza por medio de una bobina electromagnética y una membrana de metal en oposición.la corriente eléctrica pasa a través de la bobina y produce un fuerte campo magnético en la membrana metálica, cuya deformación comprime el medio líquido para producir una onda expansiva. Se utiliza una lente para enfocar las ondas(Martínez Lozano, 2013).

El sistema piezoeléctrico se monta en el interior de una esfera con un gran número de cristales piezoeléctricos que reciben una descarga eléctrica rápida.La deformación de estos cristales induce un pulso de presión en el agua circundante creando una onda acústica u Onda de Choque. La disposición geométrica de los cristales a lo largo del interior de la esfera causa el enfoque de esta onda(Martínez Lozano, 2013).

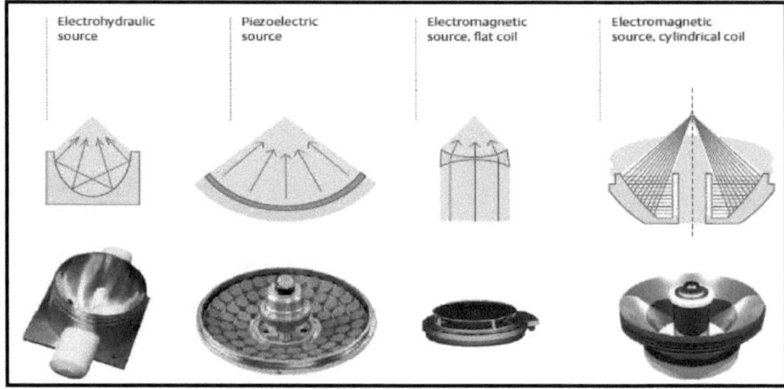

Imagen 4:*Fuentes de ondas de choque usados en Medicina. Fuente:(Helfmeyer et al, 2010).*

El otro sistema de administración de OCE son las ondas radiales, de menor penetración y delimitación del foco, que se genera por presión directa de un pistón metálico accionado sobre un cabezal inmóvil, y que empuja la superficie de la piel sobre el área a tratar (Martínez Lozano, 2013).

Una diferencia importante entre los sistemas generadores de ondas de choque radica en el ratio de amplitud de presión positiva y negativa desencadenada, así como consecuentemente el ratio de energía positiva y negativa.

La llamada energía positiva significa la energía calculada dentro de la amplitud de la presión positiva y la energía negativa significa, la energía fuera de onda remanente. La amplitud de presión positiva es responsable del efecto directo, mientras que la onda remanente es responsable del efecto indirecto de la onda de choque (efecto Hopkinson) (Aparici, 2009).

2.3. Parámetros de las Ondas de Choques

Según la Sociedad Internacional de Terapia por Ondas de Choque Extracorpóreas, los parámetros que se deben utilizar en la práctica clínica son la energía aplicada y la densidad de flujo energético.

La energía aplicada se mide en milijulios(mJ), y se refiere a la energía focalizada en el área donde debe producir el efecto terapéutico (Martínez Lozano, 2013).

La densidad de flujo energético se mide en mJ/mm^2 y especifican la cualidad de la energía focalizada. Es probablemente el parámetro más importante en relación con las ondas de choque extracorpóreas.Los niveles de energía según la clasificación de Rompe son tres: baja hasta $0,28mJ/mm^2$; media de $0,29$ mJ/mm^2 a $0,60$ mJ/mm^2 y alta a partir de $0,61mJ/mm^2$ (Martínez Lozano, 2013).

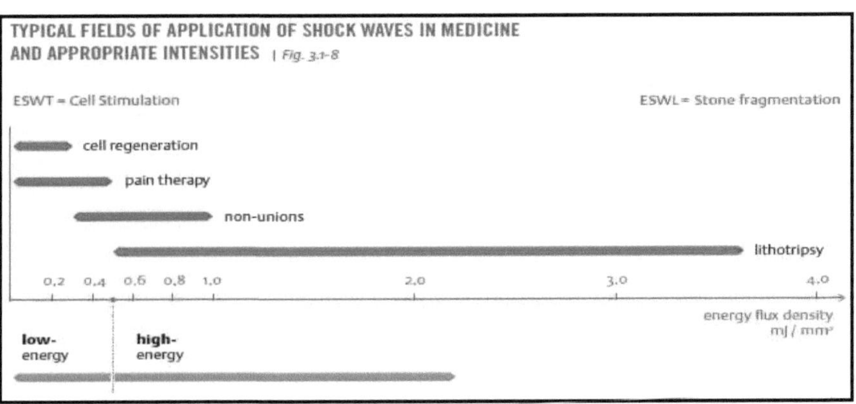

Imagen 5:*Los campos típicos de aplicación de ondas de choque en la medicina e intensidades apropiadas. Fuente:(Helfmeyer et al, 2010)*

2.4. Mecanismo de acción de las Ondas de Choque

Efectos biológicos:

El efecto biológico de la onda se produce por las "stem-cells": Las ondas de choque aumentan el colágeno tipo I y III, reparación por polímeros acción expontánea, hay cambios de las interinas y síntesis de tensacina, estimulación de mitocondrias y aumento de la expresión de PCNA y VEGF que aumentan la vascularización (Freitag, 2013).

Efectos antiinflamatorios: Producidos por la degradaciónde mediadores de la inflamación, por la hiperemia inducida, el aumento temporal de la vascularización y por laparálisis simpática inducida por las ondas (Rodríguez- Mansilla, 2014).

Analgesia: Por la destrucción de terminaciones nerviosas, cambios en la transmisión nerviosa por inhibiciónmedular, «gate control» e inhibición de la terminacionesnerviosas por liberación de endorfinas (Rodriguez-Mansilla, 2014).

Algunos estudios han determinado que las ondas de choque no afectan directamente al nervio, pero los nervios son afectados por la interacción de pequeñas burbujas de gas. Este mecanismo in vitro, pudiera no ser aplicable in vivo(Aparici,2009).

Algunas mediciones observaron alteraciones morfológicas tales como la desmielinización y tumefacción axonal. Se comprobaron también disrupciones de la vaina de mielina. Esto demuestra que la aplicación perineural provoca neuropráxia, situación que contribuye al efecto analgésico.Si bien estos procesos son reversibles, la repetición de los tratamientos extiende el daño neuronal, extendiendo sus efectos.

Las ondas de choque estimulan los nociceptores de forma que estos emiten muchos impulsos nerviosos, como está descrito en la teoría de Melzalck y Wall (Gate control), se pone en marcha y se produce el bloqueo en la puerta de entrada del dolor, impidiendo la transmisión de los impulsos al sistema nervioso central (Aparici, 2009).

A causa de las ondas de choque, el medio ambiente químico de las células es sustituido por radicales libres que producen substancias inhibidoras del dolor (endorfinas).

Las ondas de choque provocan un estímulo metabólico que básicamente consisten en los procesos de osteoneogénesis, neovascularización, aumento del metabolismo local y la remodelación colágena(Aparici, 2009).

Las células dañadas en función de la densidad energética recibida tienen la particularidad de regenerarse después de un tratamiento. Este potencial de reparación disminuye en función del aumento de la densidad de energía.

Por esta razón habrá que ajustar la densidad energética al objetivo marcado, sobre todo en la terapia contra el dolor(Aparici, 2009).

Se ha observado que la acción traumática de las ondas de choque sobre el tejido óseo desencadena la activación de factores osteogénicos, un aumento temporal de la vascularización local y la micronización de los núcleos de agregación osteogénicos.

Se ha demostrado que, ante la aplicación de ondas de choque sobre la unión osteotendinosa, aparecen nuevos capilares, y aumenta la presencia de miofibroblastos.

También se ha demostrado diversos hallazgos histopatológicos con aumentos de hydroxyprolina que demuestran la curación del tendón post-traumático, con la salvedad de si en este se ha producido una rotura parcial, la aplicación de las ondas de choque puede ser contraproducente, ya que podría provocar la rotura total (Aparici, 2009).

En los tejidos, los efectos de las ondas de choque pueden determinarse en:

- Reagudización del proceso que tiende a la cronicidad
- Aumento del metabolismo local
- Reabsorción de los depósitos de calcio en las áreas tendinosas
- Disminución de la inflamación y sus consecuencias
- Aumento de la carga mecánica (Aparici, 2009).

Según la teoría de la memoria asociativa del dolor (Wess), las señales de dolor aferentes se transmiten en el sistema nervioso central a través de múltiplesconexiones sinápticasque hacen que fibras eferentes controlen la tensión muscular. El mecanismo de los reflejos funciona como un circuito de regulación (Aparici, 2009).

Durante el tratamiento con ondas de choque se transmiten eléctricamente fuertes señales de dolor. Estas señales estimulan procesos químicos en los puntos de conexión sinápticos. La muestra compleja temporal y espacial de estímulos es almacenada en las sinapsis en forma de modificaciones de larga duración. El enlace asociativo patológico entre dolor y tensión del músculo o vaso se rompe por el tratamiento con las ondas de choque por su fuerte estímulo y permite de esta manera la nueva impresión de muestras naturales de movimiento. La tensión muscular vuelve a su estado no patológico (Aparici ,2009).

El resultado es que las zonas de dolor tienen una mejor circulación sanguínea después del tratamiento, lo que mejora a largo plazo el metabolismo en las zonas naturalmente poco vascularizadas. La repetición del tratamiento aumenta el efecto de las ondas de choque lo que confirma, a efectos secundarios, como están descritos en la teoría de la memoria asociativa de dolor, por ejemplo (Aparici, 2009).

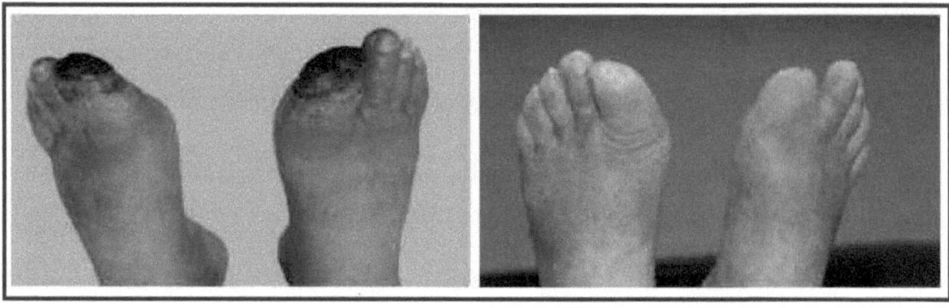

Imagen 6:*Izquierda: Inicio de tratamiento de 2007.A la derecha: el último seguimiento examen 2009. Fuente:(Helfmeyer et al, 2010)*

Efectos mecánicos:

Las ondas de choque crean burbujas de cavitación, consisten en la aparición de burbujasllenas de gas cuando en un medio tienen lugar gradientes de presión negativa. Lapresión negativa predominante causa que el líquido se evapore en el límite de laburbuja de cavitación, aumentando de este modo su dimensión. Cuando la ondade presión ha pasado el tejido, las condiciones retornan a parámetros isobáricoslas burbujas se colapsan de nuevo. Dado que este colapso es raramente simétricose crean localmente corrientes de flujo de alta velocidad (Aranzabal, 2014)

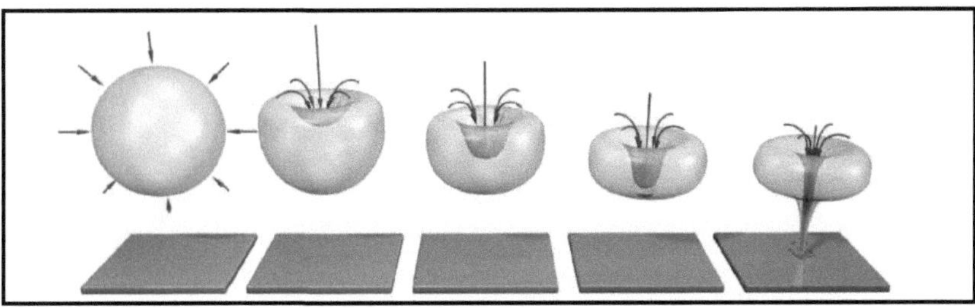

Imagen 7:*Creación de un micro- chorro a través de colapso de una burbuja de cavitación. Fuente:(Helfmeyer et al, 2010)*

Estos efectos focalesreciben el nombre de "Jet Stream" y pueden alcanzar velocidades por encima de800 m/sg. También tienen efecto mecánico destructivo. Este puede aumentar si lacorriente es alcanzada por el siguiente frente de ondas (Aranzábal, 2014).

Otro efecto conocido es la liberación de radicales libre. Al igual que el irrelevante efecto térmico, los radicales libres aparecen como resultado de altas temperaturas, gradientes de presión significativos y energía mecánica liberada. Aunque se han demostrado en condiciones de laboratorio todavía no se conoce su transcendencia clínica (Aranzabal, 2014).

2.5. Aplicación clínica de las Ondas de Choque en Ortopedia

Hay suficiente experiencia con la aplicación de las Ondas de Choque Extracorpóreas en el tratamiento de las siguientes patologías ortopédicas:

- Tendinitis calcificada de hombro
- Epicondilítis
- Tendinitis Aquilea
- Pseudoartosis o retardo de la consolidación
- Fascitis plantar con o sin espolón calcáneo(Martínez Lozano, 2013).

2.5.1. Tendinopatía Aquilea

La revisión Chrocane de 2011 no incluye las Ondas de Choque Extracorpóreas entre las opciones de tratamiento de la tendinopatía aquilea (Martínez Lozano, 2013).

El tratamiento conservador debe ser el tratamiento de elección para la sintomatología causada por dicha patología. Las ondas de choque pueden complementar la terapia y pueden ser eficaces a nivel localy regional.Tienen un efecto antiinflamatorio a nivel local y un efecto mecánico como es la eliminación de la adhesión del paratendón.(Helfmeyer et al, 2010).

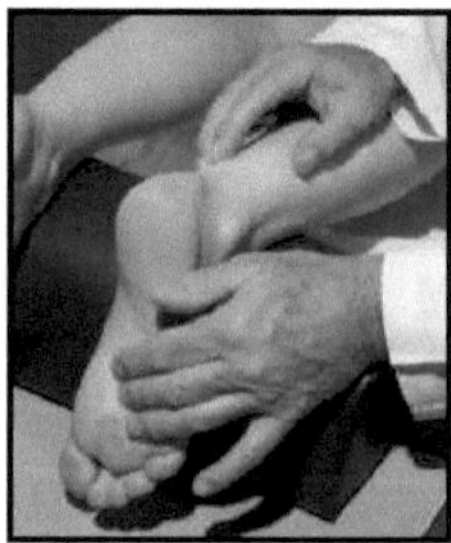

Imagen 8: *Inspección y palpación del Tendón de Aquiles. Fuente: (Helfmeyer et al, 2010)*

2.5.2. Pseudoartrosis o retardo de la consolidación

Se han publicado varios estudios que sugieren beneficios clínicos (Chooi y Penafort, 2004; Ciampi et al, 2007; y evolución radiológica favorable (Taki et al, 2007) con el uso de las ondas de choque extracorpóreas de alta densidad de energía, aunque son estudios observacionales e incluyen pequeños números de pacientes(Martínez Lozano,2013).

2.5.3. Fascitis plantar con o sin espolón calcáneo

El espolón calcáneo tiene una prevalencia relativamente alta que aumenta con la edad. La queja principal es dolor extremo,a menudo acompañado con limitación del movimiento activo y pasivo. Se han descrito múltiples tratamientos conservadores y quirúrgicos.Los ultrasonidos, iontoforesis y laserterapia a bajas dosis solo tiene efecto placebo. Se usan la terapia física, la inyección de esteroides y antiinflamatorio no esteroideos. Únicamente solo se recomienda la cirugía en caso de fallo del tratamiento conservador (Martínez Lozano,2013).

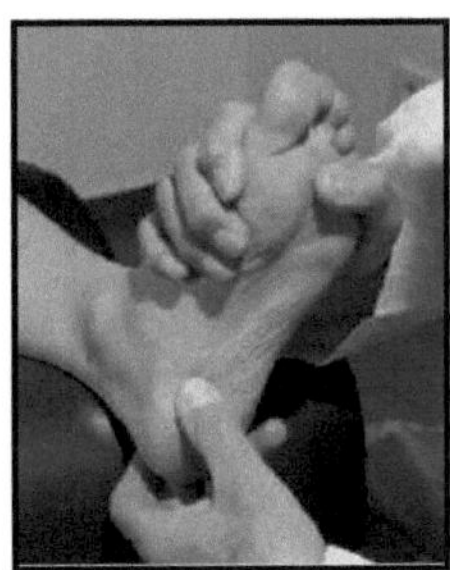

Imagen 9:*Localización típica del dolor. Fuente: (Helfmeyer et al, 2010)*

2.6. Efectos secundarios de la terapia con Ondas de Choque

Brümer y Braüer, en 1990, describieron lesiones de hígado, pulmón o riñones si se enfoca sobre dichos órganos.

Steinbach, en 1993, demostró que los efectos sobre la permeabilidad de los vasos sanguíneos era proporcional a la energía aplicada y Seidl et al en 1994, demostraron lesiones vasculares in vitro al enfocar las Ondas de choque sobre vasos de cordón umbilical (Martínez Lozano, 2013).

Maier M et al en 2002 provocaron necrosis fibrinoide paratendinosa aquilea en animales de experimentación con la administración de grandes cantidades de energía.

En un estudio multicéntrico, los efectos secundarios más frecuentemente encontrados fueron eritema transitorio en la zona de aplicación (21%); dolor que obliga a la interrupción del tratamiento(4,8%);pequeños hematomas(3%);migraña y síncope(>1%)(Haake et al,2002) (MartínezLozano,2013).

Las ondas de choque de baja energía y radiales no tienen prácticamente ningún efecto secundario (Aranzabal, 2014).

Las ondas de choque de alta energía pueden causar:

- Dolor: En el punto de aplicación, mayor cuanta más alta sea la intensidad de las ondas aplicadas.

- Parestesias e hipoestesia en la zona tratada y en áreas distales dicha zona.

- Enrojecimiento cutáneo y Petequias subcutáneas: más probable cuantomayor sea la intensidad de las Ondas de Choque aplicada.

- Síndrome Vaso-vagal: Que cursa con mareo, sudoración fría, malestar general, náuseas, hipotensión y puede llegar a producirse un síncopecon pérdida de conciencia: hay que tenerlo en cuenta en las aplicacionesde alta energía y por ello se deben tener a mano los medios dereanimación y medicación apropiados (Aranzabal, 2014).

2.7. Indicaciones de las Ondas de Choque

La característica común de todos los tratamientos con Ondas de Choque, cuando sonaplicadas correctamente y a las dosis adecuadas, es que producen unaregeneraciónde los tejidos enfermos o lesionados (Aranzabal, 2014).

Esto se consigue a través de sus Efectos Mecánicos y Biológicos:

Sus efectos Mecánicos, por los que comenzó su utilización industrial y también suutilización en Medicina, se deben a los grandes gradientes de energía acústica opresión que son capaces de transportar, y que son capaces de actuar mecánicamente enlas interfases de las diferentes estructuras que atraviesan y en las áreas focales donde sepueden concentrar. También se deben a los efectos de cavitación que se originan.

Sus efectos Biológicosse han ido conociendo y se han visto incrementados por losdescubrimientos de las investigaciones de los últimos años.

Últimamente se está desarrollando una teoría creada por el Dr. Helmut Neuland ysus colaboradores denominada Teoría de la Mecanotransducción,que trata deexplicar y probar a nivel celular la interrelación entre los dos tipos de efectos;mecánicos y biológicos, con resultados bastante esperanzadores (Aranzabal, 2014).

El efecto por el que un estímulo mecánico, como elde las ondas de choque extracorpóreas, desencadena unareacción bioquímica a nivel celular se conoce como mecano-transducción. Este es el efecto fisiológico responsable de laestimulación de las células normales y dañadas para producirfactores de regeneración(Rodríguez-Mansilla, 2014).

Como consecuencia de todo lo anteriormente mencionado, se podría resumir que las indicaciones de los tratamientos con Ondas de Choque se centran en aquellas enfermedades que precisan una regeneración de los tejidos, sobre todo enaquellas que cursan con disminución o alteración de la vascularización, en las quecursan con aumento de la nocicepción, y también en las que cursan con formación dedepósitos de sales o cristales minerales en sus tejidos(Aranzabal,2014).

2.8. Indicaciones más relevantes de las Ondas de Choque

Indicaciones teniendo en cuenta sus efectos:

Por sus efectos mecánicos:

- Nefrolitiasis y Ureterolitiasis
- Litiasis biliar
- Litiasis salivar
- Calcificaciones Tendones
- Manguito de los Rotadores del Hombro
- Otras tendinopatías calcificantes
- Enfermedad de Peyronie(Aranzabal,2014)

Por sus efectos biológicos:

Tendinopatías Degenerativas:

- Epicondilosis humeral lateral y medial
- Tendinosis del hombro sin calcificación
- Tendinosis del Manguito Trocantéreo o Trocanterosis
- Tendinosis cuadricipital
- Tendinosis rotuliana
- Tendinosis bíceps crural
- Tendinosis del tibial anterior, tibial posterior y peroneos
- Tendinosis Aquilea: tendinopatía proximal y entesopatíainsercional
- Fasciosis Plantar o Entesopatía de la Fascia Plantar: con ysin Espolón calcáneo
- Otras Tendinosis (Aranzabal, 2014)

Tenovaginosis crónicas: Enfermedad de De Quervain.

Pseudoartrosis:

- De los huesos largos en las extremidades
- De los huesos cortos
- De la mano (metacarpianos y falanges)

Fracturas de estrés

Osteonecrosis:

- Enfermedad de Kienbock en la muñeca
- NAV de la cabeza femoral de la cadera
- NAV de los cóndilos femorales de la rodilla
- NAV del astrágalo en el tobillo
- Enfermedad de Freiberg en el pie (Aranzabal, 2014)

Osteocondritis disecante

- OD de la rodilla
- OD del astrágalo

- Heridas cutáneas
- Ulceras cutáneas
- Quemaduras cutáneas
- Neuromiopatías : Espasticidad

- Miopatías:
  - Síndrome Miofascial (excluyendo la Fibromialgia).
  - Lesiones Musculares sin Discontinuidad(Aranzabal, 2014).

2.9. Precauciones:

- No deben realizarse tratamientos en la proximidad de los pulmones e intestino,vísceras huecas y membranosas rellenas de gas, que pudieran romperse o explotar y también provocar lesiones por sangrado y derrames (Aranzabal, 2014).
- No deben realizarse tratamientos que afecten a los grandes vasos por posibilidad de sangrado (Martínez Lozano, 2013).
- No deben realizarse tratamientos en las proximidades del cartílago de crecimiento en los niños, por posible afectación del mismo.
- En los niños deben realizarse los tratamientos con mucha precaución: No debenrealizarse tratamientos en los núcleos de crecimiento en las apófisis ya que podría afectarse o detenerse el mismo, provocando dismetrías y deformidad.
- En general, no deben realizarse tratamientos con Ondas de Choque en mujeres gestantes sobre todo en áreas que afecten a tronco y abdomen (Aranzabal, 2014).

3. Complicaciones de las Ondas de Choque

- Roturas tendinosas y musculares: si se aplican sin tener en cuenta la dosis y el estado del tejido a tratar.
- Lesiones nerviosas y vasculares: estudiar y conocer la vía de aplicación.
- Hemartros: conocer el estado de la coagulación del paciente(Aranzabal, 2014).

3.1.Contraindicaciones de las Ondas de Choque

- No deben realizarse en ningún caso tratamientos con ondas de choque enpacientes con alteraciones de la coagulación.
- Tampoco deben realizarse estos tratamientos en pacientes anticoagulados queno hayan sido adecuadamente revertidos previamente en los plazos y tiemposcorrectos. Máxima precaución en estos pacientes cuando haya que aplicarse lostratamientos en las proximidadesde articulaciones, por ejemplo hombro o rodilla,etc, por la posibilidad de que se desarrollen hemartros a tensión.
- No deben realizarse tratamientos con ondas de choque en pacientes con ArtritisReumatoide diagnosticada.
- No deben realizarse tratamientos con ondas de choque en tumores sistémicos.
- No deben realizarse tratamientos con ondas de choque en tejidos que hayansido recientemente infiltrados con corticoides tipo depot, pues existe el riesgo deque se produzca una liberación masiva de dichos corticoides al torrentecirculatorio. Hay que dejar transcurrir 5-6 semanas desde la infiltración antes decomenzar a tratar esas áreas (Aranzábal, 2014).
- Infección activa en la zona a tratar o infección con repercusión sistémica.
- Embarazo.
- Ser portador de marcapasos(Martínez Lozano, 2013).

3.2. Requisitos para realizar tratamientos con Ondas de Choque

Nunca deberá administrar un tratamiento con Ondas de Choque una persona que no cuente con los conocimientos y habilidades necesarias y precisas para poder hacerlo de una forma segura y eficaz para el paciente.

Dentro de este último apartado recomendamos expresamente que las Ondas de Choque de alta energía, y más aún si se tratan patologías de localización profunda, sean únicamente administradas por cirujanos con la debida titulación y que cuenten con los medios adecuados para hacerlo con una focalización exacta y precisa (Aranzabal, 2014).

4. OBJETIVOS

Para la elaboración del trabajo, nos planteamos los siguientes objetivos:

1. Valorar la efectividad y seguridad de las Ondas de Choque como tratamiento físico en patologías del pie.

2. Establecer pautas de tratamiento efectivas para la Fascitis plantar.

3. Averiguar las indicaciones más óptimas de las OCE según los resultados obtenidos.

4. Conocer y comprender los motivos por los que los resultados de los estudios son en ocasiones contradictorios.

5. METODOLOGÍA Y RESULTADOS

Se ha llevado a cabo una estrategia de búsqueda en las bases de datos científicas que tenemos a nuestra disposición:

-Pubmed

-Medline

-Catalogo Fama de la Universidad de Sevilla

-Google académico

-DeCS

-Dialnet

En las citadas bases de datos se hizo una búsqueda con los conceptos más adecuados al tema en cuestión:*Extracorporeal shock wave therapy, shock-wave, plantar fasciitis, waves,highenergy, hell pain, musculesqueletal pain, shock-waves AND fascitis, shock-waves AND foot.*

Se han consultado otras fuentes como son páginas oficiales de distribuidores en el mercado, tesis doctorales y trabajo final de investigación.

En total, tras finalizar la búsqueda bibliográfica se han obtenido52 documentos, de los cuales se han seleccionado y han sido utilizados 34. Se han descartado 18 por no cumplir los parámetros requeridos o no contener información sobre el tema a tratar.

Los requisitos establecidos han sido textos que traten de:

- Los parámetros a valorar deben ser la efectividad y seguridad de las ondas de choque.

-El uso de ondas de choque como terapia física.

-La patología descrita debe ser la Fascitis plantar.

Por último, en este trabajo se exponen 9 imágenes y 2 gráficos, las cuales han sido extraídas de las referencias consultadas.

Para un análisis más detallado de la información hemos organizado las fuentes en varios grupos quedando de la siguiente manera:

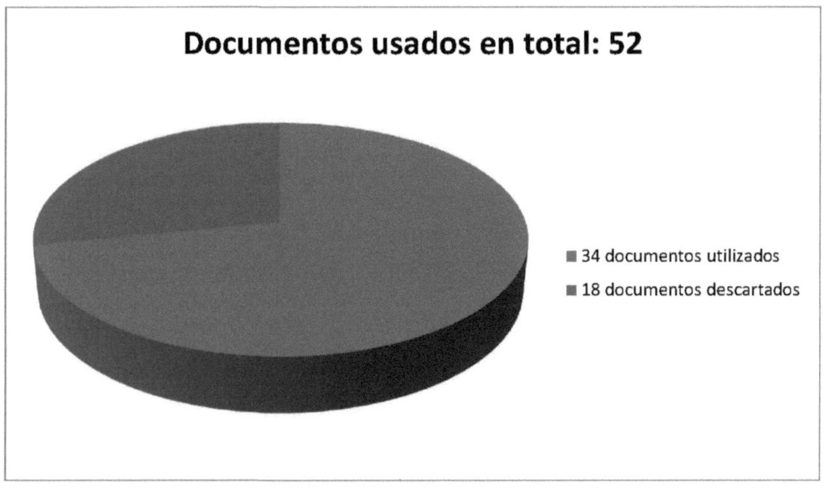

Gráfico 1: *Total bibliografía consultada*

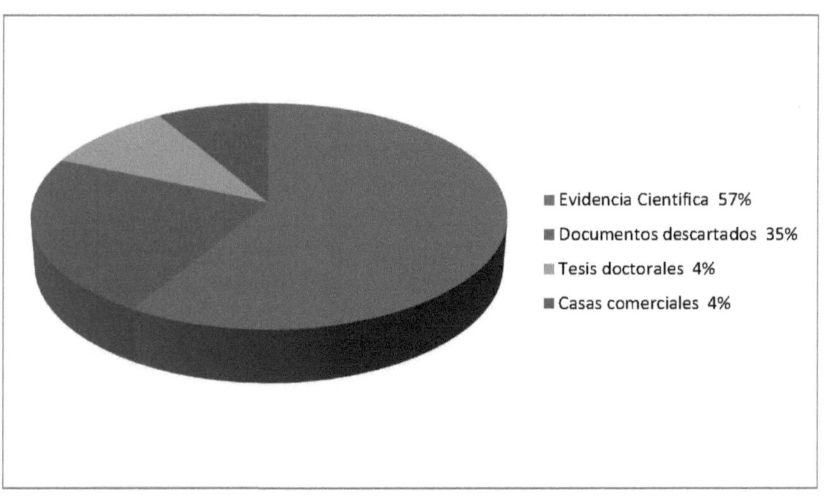

Gráfico 2:*Porcentaje de la bibliografía consultada*

6. DISCUSIÓN

Tras someter a un exhaustivo estudio los documentos seleccionados para la realización de este trabajo, ha llegado el momento de exponerciertas conclusiones finales que respondan a nuestros objetivos que se citan al comienzo del mismo.

Para ello, es conveniente expresar las opiniones y/o resultados que han obtenido los autores de los numerosos estudios que hemos manejado para la elaboración del TFG.Debemos enfrentar y contra-posicionar todas las ideas recopiladas hasta el momento por los expertos.

Dichos resultados son muy variados. Esto parece ser debido a que son muy numerosos los parámetros o variables que pueden influir en la efectividad y seguridad de dicha terapia aplicada en esta patología.

En la evaluación de la efectividad de las ondasde choque como terapia física en la Fascitis plantar, LaFuente A(2007) concluye que las pruebas sobre dicha efectividad son contradictorias y que la evidencia sobre su beneficio no está totalmente clara.

Mirallas JA (2005) nos aclara que, según sus estudios, la efectividad de dicho tratamiento tiene un efecto mayoritariamente analgésico. Se han encontrado diferencias significativas en cuanto al dolor y la funcionalidad entre los grupos de pacientes tratados con OCE respecto al placebo, con una mejoría significativa en el dolor a la presión local y al caminar y con un aumento de la capacidad de caminar sin dolor que pasa de 10 minutos pre-tratamiento a 2-3 horas de media post-tratamiento. Se aprecia una mejoría del 56% en el grupo tratado con OCE respecto a los tratados con placebo.

Sin embargo, otros estudios no evidencian el efecto beneficioso del tratamiento con OCE sobre el dolor, función y calidad de vida del paciente y se le atribuye la mejoría al efecto placebo.

Mirallas JA (2005) ha observado que el dolor disminuye y que el tiempo de la marcha seincrementa significativamente, pero insiste en que el tratamiento mediante OCE no es efectivo en el 75 % de los pacientes. Postula que la mejoría de la sintomatología es independiente del tratamiento y que existe un efecto placebo.

En estudios posteriores (ECA), compararon un grupo muestral con un grupo placebo. Landorf K (2008)obtuvo como resultado unas diferencias muy poco significativas en cuanto a la reducción del dolor. Se pudo comprobar cómo ciertos pacientes mostraron hematomas y eritemas después de aplicar OCE, mientras que el grupo placebo no mostraban dichos síntomas. Se pone de manifiesto que los ECA de menor calidad favorecen las OCE, perosin embargo los ECA de mayor calidad no lo hacen.

Hasta la fecha podemos afirmar que la terapia con OCE reduce el dolor de la Fascitis plantar, pero no sabemos a ciencia cierta si presenta algunos beneficios.

No obstante, debemos proseguir con la búsqueda bibliográfica, siendo ésta lo más actual y reciente posiblepara observar la evolución de los estudios y asípoder comparar los resultados obtenidos con otros autores más modernos.

Cardenuto R (2013) postula que según sus estudios, las OCE presentan unos resultados que van a ser impredecibles. Dicha terapia es una nueva modalidad de tratamiento detipo conservador para la Fascitis plantar.

Los resultados muestran un gran éxito clínico en un porcentaje de entre el 56% y el 94% de satisfacción. Cardenuto R (2013) hace una recomendación de cuando usar la terapia con OCE, tratándose en dolores crónicos de más de 6 meses de evolución y resistentes a otros tratamientos conservadores.

Díaz AM (2014)concreta en su estudio que a causa de la heterogeneidad de las técnicas conservadoras no se puede realizar un análisis estadístico cuantitativo, encontrándonos como limitación la dificultad de homogeneizar la información sobre las distintas técnicas al aplicarse diferentes parámetros.

El mismo autor demuestra que con ondas de choque focales no hay evidencias de mejora con respecto a un grupo placebo, sin embargo, en otro estudio encontró mejores resultados,también con ondas de choque focales (49% frente al 33% del placebo), pero el factor tiempo e intensidad difieren en ambos estudios.

Díaz AM (2014) señala otro estudio en el cual se combinan las ondas de choque focales y las radiales frente a un grupo placebo, obteniendo una mejoría significativa en el grupo experimental.

Según Díaz AM (2014),la combinación de varias técnicas parece ser más efectivas que cualquier otra técnica utilizada de forma aislada por sí sola, salvo el uso de ondas de choque cuando otra técnica ha fracasado.

Gollwitzer H et al (2015) asegura que las OCE son eficaces y seguras según han investigado en los ensayos. La presencia de anestesia local puede reducir el efecto de dicha terapia. La eficacia de las OCE depende de los parámetros de tratamiento, además debe de analizarse individualmente.

En el citado estudio se compara a un grupo al cual se aplica OCE con un grupo placebo, encontrando una mejora significativa del 35%, reduciéndose así el dolor. La tasa de mejora de dicho estudio aumentó al 64,8% a las 12 semanas de seguimiento. La estabilidad del éxito de dicho tratamiento es de al menos un año.

Gollwitzer H et al (2015) concluyen: "La terapia con OCE aplicada semanalmente (2000 impulsos 0,25mJ/mm^2) y sin analgesia local, demuestra una efectividad clínica en el tratamiento de la fascitis plantar".

Esta terapia física no sólo estaría indicada para procesos de Fascitis plantar, sino que son numerosas las patologías tratables con OCE, entre ellas podemos resaltar la tendinopatía rotuliana en atletas en periodos de entrenamiento y competición.

Zwerver J et al (2010) postulan que parece ser un método de tratamiento prometedor en este tipo de pacientes. De esta manera y tratándolos en una fase temprana podemos invertir o detener la progresión de la tendinopatía.

En los estudios realizados por Schmitz C et al (2013) se pone de manifiesto la gran seguridad, eficacia y facilidad de aplicación que aportan las OCE para Fascitis plantarcrónica que no evolucionan con otros tratamientos conservadores. Se trata de una técnica no invasiva y además no es necesario el uso de anestesia ni guardar reposo, y con un alivio sintomático de hasta 12 meses.

Esto ha sido demostrado con varios ECA. El fallo en otros tratamientos con OCE puede ser debido a graves deficiencias metodológicas en los estudios.

Dastgir N et al (2014) aportan a nuestro trabajo que la terapia con OCE es una nueva modalidad terapéutica con una seguridad y efectividad muy aceptable. Se ha producido una alta tasa de éxito en lo que respecta al alivio del dolor y la restauración funcional. Nos aseguran que mediante una aplicación semanal de 2500-3000 impulsos en una primera sesión, el 59% de los pacientes no presentabansíntomas, mientras que un 27% presentaba una mejora sustancial. El sistema de puntuación para la valoración del dolor era pre y post-tratamiento.Mostraba una mejoría estadísticamente significativa. De todos modos, hay que resaltar que el dolor puede estar influenciado por muchos factores y que por lo tanto, es difícil de medir.

Igual piensan Aqil et al (2013) sobre la seguridad y la eficacia de OCE en la reducción del dolor en Fascitis plantar crónica a las 12 semanas de comienzo con el tratamiento, hasta un máximo de 12 meses de alivio de la sintomatología.

De entre los datos a destacar en este estudio resalta que la densidad de flujo de energía administrada al paciente es de vital importancia, ya que los resultados más desfavorables en cuanto a la mejoría del dolor coinciden con aquellos pacientes a los cuales se les administro una intensidad de energía baja y que por lo tanto, son menos eficaces.

En definitiva, estos autores recomiendan el uso de OCE en aquellos casos de más de 3 meses de evolución que no mejoran con otras medidas conservadoras.

Park JW et al (2014) en sus estudios sobre el grosor de la fascia plantar ecoguiada a través de US, también pone de manifiesto los beneficios del uso de OCE y el alivio del dolor en dicha patología. Observaron como en un porcentaje muy significativo de pacientes, el grosor de la fascia disminuía con la aplicación de dicha terapia.

Posteriormente y en estudios más actuales, se piensa que la clave en la eficacia de esta terapia física radica en la dosis base o umbral que se establezcan como máximas o mínimas.

Para ello Demoulin et al (2015) nos aportan en sus estudios que las dosis de energía bajas pueden llegar a ser ineficaces y unas dosis demasiado altas pueden provocar trastornos en los tendones (tendón y paratendón).

Según la evidencia científica, una dosis de 0,275 mJ/mm^2 es factible y eficaz para disminuir el dolor y la discapacidad de manera significativa en la mayoría de los pacientes con fascitis plantares crónicas.

No debemos darle menor importancia al número de impulsos que apliquemos, ya que según Demoulin et al (2015) también se trata de un parámetro que puede condicionar los resultados de los estudios.

Por último, a pesar de las mejorías significativas observadas en este estudio, algunos de los pacientes no mostraron dicha mejoría,por lo tanto, son necesarios más estudios para identificar los factores que podrían predecir el éxito o el fracaso de las OCE como tratamiento.

Kim TG et al (2015) en su novedoso estudio sobre la Fascitis plantar en pacientes con AVC, demuestra la eficacia de dicha terapia. Los resultados indican que la aplicación de OCE en pacientes con AVC y con Fascitis plantar tiene un efecto positivo en el grosor de la fascia, espasticidad, grado de dolor y la capacidad de andar.

No menos interesantes resultan los estudios de Barazzuol M et al (2015), los cuales tratan de demostrar como las OCE mejoran la calidad de vida de los pacientes con Enfermedad de Duchenne y que podría incluirse como método alternativo en rehabilitación.

La terapia con OCE tiene demostrada su eficacia en la reducción de la hipertonía muscular, además de estimular la síntesis de NO (oxido nitroso) y estimular la angiogénesis en los tejidos.

Es decir, muestra un papel potencial tanto en el tratamiento de las complicaciones de la Enfermedad deDuchennecomo en las deformidades de los pies.

Para continuar con estos datos positivos y esperanzadores sobre la eficacia de las OCE en Fascitis plantar, nos basaremos continuación en el estudio realizado por Li Z et al (2013), en el cual según su meta-análisis el 90% de los pacientes muestran una mejoría evidente en esta patología, en comparación con el grupo placebo.

Si hablamos de datos, de un 62,5%, el 46,5% de los pacientes mostró una gran mejoría después de 12 semanas.

Ciertos datos manejados en este estudio hacen pensar que las OCE presentan dos características a tener en cuenta: un efecto acumulativo y ser tiempo-dependiente.

Li Z et al (2013) aseguran que las diferencias en resultados de los estudios sobre la eficacia de OCE es debido a la gran heterogeneidad que éstos presentan. A pesar de ello, sus estudios han sido elaborados desde la homogeneidad y por tanto tienen la garantía y seguridad de confirmar que las OCE son un tratamiento eficaz para la Fascitis plantar. Se trata de una medida correctiva después del fracaso de tratamientos tradicionales conservadores yque es preferible antes de la intervención quirúrgica.

Otro método alternativo de aplicación de OCE sería la combinación de éstas con la punción seca en el punto gatillo gemelo-sóleo. Según los estudios realizados por Moghtaderi A et al (2013), el efecto de ambas terapias combinadas conformaría cierta sinergia, en lugar de aplicarse de manera independiente. Sin embargo, faltan estudios para averiguar el mecanismo de acción que presenta dicha terapia en la zona descrita.

Muchos autores insisten en que parte de los errores está en la recogida de datos y su posterior manejo. Para minimizar este problema Maffulli G et al (2014) han elaborado una base de datos llamada ASSERT, así permitirá un buen orden de la documentación de una manera más científica. De esta manera, nos aseguraremos de que la evaluación del tratamiento sea eficaz y facilitará su uso a la comunidad.

Para finalizar con la discusión, vamos a contar con la opinión de Kertzman P et al (2015)los cuales, según sus recientes estudios, han podido comprobar cómo el tratamiento con OCE debe ser utilizado siempre y cuando otros tratamientos conservadores anteriores hayan fracasado.

Dicha terapia debe ser valorada antes de realizar cualquier procedimiento quirúrgico. También Kertzman P et al (2015) dejan constancia de que las OCE suelen resultar más eficaces en aquellos procesos de Fascitis plantar crónicas.

Podemos deducir que en la mayoría de los casos,la terapia con Ondas de choque en Fascitis plantar tiene un efecto beneficioso elevado. No obstante, los estudios sobre este fenómeno van encauzados en conseguir el mayor rendimiento posible para satisfacer las necesidadesde lasCiencias de la Salud.

Se intuye que el desconocimiento sobre la efectividad de dicha terapia puede ser debido a la existencia de otras terapias alternativas consideradasmenos agresivas, como por ejemplo los ultrasonidos o laserterapia. Como consecuencia, ésta quedaría a un margen dándose por sentado la no validez de las ondas de choque y el desuso de éstas.

A partir de aquí, y tras conocer las opiniones de los expertos en la materia, debemos de construir una serie de conclusiones personales y que respondan a los objetivos marcados al principio de nuestro trabajo.

Podemos observar una evolución significativa en cuanto a la opinión de la efectividad y seguridad de las OCE, según los resultados obtenidos en los estudios. Dicha evolución ha sido fruto de la mejora de la calidad y ganas de superación por parte de la comunidad científica, aprendiendo de errores anteriores y madurando como investigadores.

Se trata de un ejemplo más, en el cual nuestras inquietudes y sospechas han sido los responsables de descubrir como un simple fenómeno físico encerraba detrás un bien de tales dimensiones, ya que nos caracterizamos por ser seres racionales y además, tenemos afán por conocer lo desconocido.

7. CONCLUSIONES

1. Queda probada la efectividad y seguridad de las OCE, ya que la Evidencia Científica así lo corrobora con un alto porcentaje de pacientes que refieren mejoría en su sintomatología y sin apenas mostrar efectos adversos.

2. Es necesaria una dosis umbral mínima para que los resultados sean favorables y efectivos: 2500 impulsos y 0,25 mJ/mm^2.El tiempo de aplicación y la intensidad son parámetros a tener en cuenta, ya que se piensa que las OCE tienen un efecto acumulativo. Dosis bajas de energía pueden llegar a ser ineficaces, mientras que unas demasiado altas pueden provocar trastornos en los tejidos.

3. Las OCE están indicadas como tratamiento en Fascitis plantar crónicas, siempre y cuando hayan fracasado otros tratamientos conservadores anteriores.

4. La utilidad de las OCE no solo se restringe a la Fascitis plantar, sino que también son útiles en tendinopatías y Enfermedad deDuchenne, mejorando así la capacidad de andar, la espasticidad e hipertonía muscular.

5. Las diferencias entre los estudios que hacen falsear los resultados son debidas a los siguientes motivos:

-La heterogeneidad de las variables.

-Las deficiencias metodológicas en los estudios.

-Errores en la recogida de datos y en su posterior utilización.

8. BIBLIOGRAFÍA

1. **J. Rodríguez-Mansilla, B. González-Sánchez, A de Toro-García, MV González-Arza**. Eficacia de las ondas de choque como método de tratamiento en espolón calcáneo.Fisioterapia.2014; 36 (3):135-142.

2. **Wang CJ**. Extracorporeal shockwaves therapy in musculoskeletal disorders. Wang Journal of Orthopaedic Surgery an Research.2012;7(11):1-8.

3. **Visco Vet al**. Experimental studies on the biological effect of extracorporeal shockwaves therapy on tendón models. A review of the literature. Muscle, ligaments and tendons Journal 2014; 4(3): 357-361.

4. **Su-Jin Lee, MD, Jung Kang et al.**Dose-related effect of Extracorporeal shockwaves Therapy for Plantar Fasciitis. Ann Rehabil Med 2013; 37(3):379-388.

5. **Martínez-Lozano, J.A.** Órtesis plantares rígidas conformadas y ondas de choque extracorpóreas en el tratamiento de la Fascitis plantar. [Tesis doctoral] Universidad de Murcia; 2013.

6. **Aparici, J.J.** Ondas de choque extracorpóreas. ATM Reps&Distributions.2009; 1-19.

7. **Aranzabal, JR**. Tratamiento de la epicondilopatía humeral crónica con ondas de choque. [Tesis doctoral].Universidad del País Vasco, 2014.

8. **Helfmeyer S, Jankovic D, Novak P.** Terapias por ondas de choque en la práctica. Entesopatía. 2010; 16-116.

9. **Freitag K.** Nuevos campos y líneas de investigación en ondas de choque. III Simposium Internacional Biomecánica y Podología Deportiva. Barcelona.Sebior Apode.2013; 44-51.

10. **LaFuente A,O'Mullony I,Escribá de La Fuente M,Cura-Ituarte P.** Fascitis plantar: revisión del tratamiento basado en la evidencia.Reumatol Clin. 2007;3(4):159-65.

11. **Mirallas JA.** Efectividad de las ondas de choque extracorpóreas basada en la evidencia.Rehabilitación (Madr).2005;39(2):52-8.

12. **LandorfK, Menz H.**Plantar heel pain and fasciitis.Clinical Evidence.2008;02(1111): 1-18.

13. **Cardenuto R.**Talalgias: fascite plantar.Revbrasortop.2014;49(3):213–217.

14. **Díaz AM, Guzmán P.** Efectividad de distintas terapias físicas en el tratamiento conservador de la fascitis plantar. Revisión sistemática.Rev Esp Salud Pública 2014; 88:157-178.

15. **Gollwitzer H et al.**Clinically Relevant Effectiveness of Focused Extracorporeal Shock Wave Therapy in the Treatment of Chronic Plantar Fasciitis.J Bone Joint Surg Am. 2015; 97:701-8.

16. **Zwerver J, Verhagen E, Hartgens F, van den Akker-Scheek I,Diercks R.** The TOPGAME-study: effectiveness of extracorporeal shockwave therapy in jumping athletes with patellar tendinopathy. Design of arandomised controlled trial.BMC Musculoskeletal Disorders 2010; 11(28):1-6.

17. **Schmitz C,Császár N, Rompe JD, Chaves H, Furia J.** Treatment of chronic plantar fasciopathy with extracorporeal shock waves (review).Journal of Orthopaedic Surgery and Research 2013, 8(31):1-11.

18. **Dastgir N.** Extracorporeal shock wave therapy for treatment of plantar fasciitis.J Pak Med Assoc.2014;64(6):675-678.

19. **Aquil et al.** Extracorporeal Shock Wave Therapy Is Effective In Treating Chronic Plantar Fasciitis: A Meta-analysis of RCTs. ClinOrthopRelat Res.2013; 471:3645–3652.

20. **Park JW et al.** Long-Term Outcome of Low-Energy Extracorporeal Shock Wave Therapy for PlantarFasciitis: Comparative Analysis According to Ultrasonographic Findings.Ann Rehabil Med 2014; 38(4):534-540.

21. **Demoulin C et al.**Effectiveness of High Intensity Radial Shock Wave Therapy in the Treatment of Chronic Plantar Fasciitis.J J Physical Rehab Med. 2015, 1(3): 011.

22. **Kim T et al.**The effects of extracorporeal shock wave therapy on stroke patients with plantar fasciitis. J. Phys. Ther. Sci. 2015; 27: 523–526.

23. **Barazzuol M, Lampropoulou E, Meneghini A, Masiero S.** Extracorporeal Shock Waves in the Treatment of Equinovarus Foot in a Duchenne Patient: A Case Report. J Nov Physiother Phys Rehabil.2015; 2(1): 001-004.

24. **Li Z, Jin T, Shao Z.**Meta-analysis of high-energy extracorporeal shockwave therapy in recalcitrant plantar fasciitis.Swiss Med Wkly. 2013; 43: 001-006.

25. **Moghtaderi A, Khosrawi S, Dehghan F.**Extracorporeal shock wave therapy of gastroc-soleus trigger points in patients with plantar fasciitis: A randomized, placebo-controlled trial. Adv Biomed Res 2014; 3(99):1-4.

26. **Maffulli G , Hemmings S Maffulli N.** Assessment of the effectiveness of extracorporeal shock waves therapy (ESWT) for soft tissue injuries (ASSERT) : an online database protocol. 2014, 10(10): 46-51.

27. **Kertzmana P, Lenzab M, Pedrinelli A, Ejnismand B.**Shockwave treatment for musculoskeletal diseases and bone consolidation: qualitative analysis of the literature.Revbrasortop. 2015; 50(1):3–8.

28. **IoppoloF, RompeJD,Furia JP, Cacchio A.** Clinical application of shock waves therapy(SWT) in musculoskeletal disorders. Eur J Phy Rehabil Med 2014; 50: 207-30.

29. **Aristin JL, Saleta JL, Fondevila E, García-Bujan D, Aristin B.** Utilidad de las ondas de choque radiales en patología tendinosa.Fisioterapia 2005;27(6):317-21.

30. **Rompe JD, Decking J, Schoellner C, Nafe B.** Shock Wave Application for ChronicPlantar Fasciitis in Running Athletes. A Prospective, Randomized, Placebo-Controlled Trial. 2003; 31(2)268-275.

31. **D'Andréa JM, Vinicius M, Santos-Silva PR.**Comparisonof radialshockwavesand conventionalphysiotherapy for treating plantar fasciitis.CLINICS 2009; 4(2):97-103.

32. **Grecco MV, Brech GC, Greve JM.** One-year treatment follow-up of plantar fasciitis: radial shockwaves vs. conventional physiotherapy.Clinics.2013; 68(8):1089-1095.

33. **Aronow MS.**Is Extracorporeal Shock Wave Therapy an Underutilized Treatment for Chronic Plantar Fasciitis?J Bone Joint Surg Am. 2015;97: 1-2.

34. **Gómez-García S, Gómez-Tinoco M, Chaustre-Ruiz D, Cárdenas-Letrado F.** Ondas de choque extracorpóreas enel tratamiento de la fractura por estrés de tibia. Presentación de un caso.Medlsur.2015;5(1):89-95.

35. **Del Gordo-D´Amato RJ, Trout-Guardiola GO, Acuña-Pinilla J** .Eficacia de la terapia de ondas de choque como alternativa en lesiones del manguito rotador.DUAZARY. 2016; 13 (1) 23-29.

36. **Notarnicola A, Moretti B.**The biological effects of extracorporeal shock wave therapy (eswt) on tendon tissue. Muscles, ligaments and Tendons Journal 2012; 2 (1): 33-37.

I want morebooks!

Buy your books fast and straightforward online - at one of world's fastest growing online book stores! Environmentally sound due to Print-on-Demand technologies.

Buy your books online at
www.morebooks.shop

¡Compre sus libros rápido y directo en internet, en una de las librerías en línea con mayor crecimiento en el mundo! Producción que protege el medio ambiente a través de las tecnologías de impresión bajo demanda.

Compre sus libros online en
www.morebooks.shop

KS OmniScriptum Publishing
Brivibas gatve 197
LV-1039 Riga, Latvia
Telefax: +371 686 204 55

info@omniscriptum.com
www.omniscriptum.com

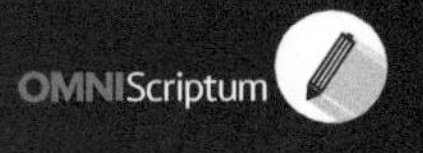

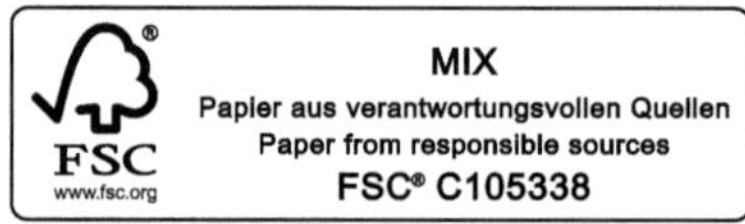
MIX
Papier aus verantwortungsvollen Quellen
Paper from responsible sources
FSC® C105338

Printed by Books on Demand GmbH, Norderstedt / Germany